私はこれで認知症から逃れました

認知症と闘うルービックさん

田原 滋

東京図書出版

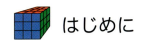 はじめに

　たった４句の呪文を覚えるだけで、６面が完成します。
　一歩一歩、成果が分かる形で揃えていきますから、精神的負担も少なくストレスを溜めません。６面が完成した時、大きな満足感が得られます。人に教える時、さらなる幸福感が感じられるはずです。それらは認知症とは真逆の感情です。

　これから行ってもらう揃え方は、速さを競う競技用のものではありません。一段階ずつ目に見え、満足感を得られるようにゆっくり揃えていく揃え方です。

もくじ

はじめに 1

1　6面が揃っている状態から、4つの公式を練習しよう 5

公式1を練習しよう 8
■ 公式1のまとめ

公式2を練習しよう 12
■ 公式2のまとめ

「セットする」「セットを戻す」 16

2面キューブ2個の向きを変える(1) 17

2面キューブ2個の向きを変える(2) 18

公式3、公式4の準備 20

公式3を練習しよう 22

公式4を練習しよう 23

3面キューブ2個の向きを変える（公式3＋公式4の連続） 24

公式3＋公式4の応用・実践 25

2　バラバラな状態から、揃えてみよう 27

1面1段を揃えてみよう 29

- 初めの1個
- 2個目は裏面で
- 1面1段の実践例
- 難敵　底のオレンジは押し車で

2段目を揃えよう ... 43

3段目を揃えよう ... 46
- 3段目4辺の位置を正す
- 3段目4個の2面キューブの向きを揃える
- 公式3と公式4を使ってかどを動かす
- 4かどのあるべき位置を考える
- かどの向きを正して6面完成

3 ま と め ... 59
- まず一番好きな色を決める
- 初めの1個を確定させる。絶対減らさないと心に誓う
- 2段目からは、公式に導かれ、6面完成

4 付録　認知症予防の算数 ... 67
- 足し算の準備

認知症予防の足し算 ... 70
- 掛け算の準備

認知症予防の掛け算1 ... 72

認知症予防の掛け算2 ... 73

- 8抜きかけ算

小学生最大の疑問 1 74
- 分数の割り算は、何故逆数を掛ければよいのだろう

認知症予防の指先数数え 76

小学生最大の疑問 2 77
- 角錐の体積はなぜ角柱の体積の3分の1なのか

円周率暗記は役に立つか 78

5 脳活ゲーム 81

エーゲの海賊、連鎖のバトル 83

1　6面が揃っている状態から、4つの公式を練習しよう

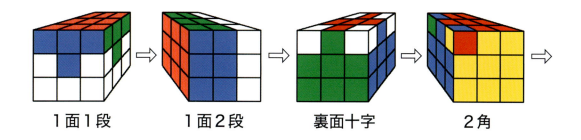

1面1段 　　　1面2段 　　　裏面十字 　　　2角

　覚える公式は呪文のような、たった4句です。今すぐにでも覚えられます。慌てることはないですが、やってみましょうか。

　　公式1　縦から5行って、横から5戻る
　　公式2　横から5行って、縦から5戻る
　　公式3　悪しき酒井、岸、笠　　　　　　　　（⇐三悪人だな）
　　公式4　血中に来たか、泣きに　　　　　　　（⇐脅し文句か）

　すぐにでも覚えられそうな呪文でしょう。この呪文の導くままに回していけばよいのです。ただこの呪文の公式が使えるように準備（セットといいます）が必要です。そしてセットして公式を使ったら、セットの逆順に戻す必要があります。

　多少の頭は使わねばなりませんが、それが認知症や引きこもりと闘うことになるのです。今、6面が揃った状態なら、早速公式1を練習しましょう。朱色を上（天）に、青色を手前にして下さい。公式1と2では左下の4個は動かしませんから、4個を左手でしっかり握って下さい。

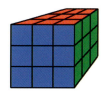 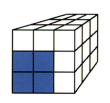

公式1を練習しよう

公式1　縦から5行って、横から5戻る　　（声を出しながら）

まずは下図を見ながら、キューブを縦・横に動かしてみましょう。声を出して、数を数えながらやりましょう。

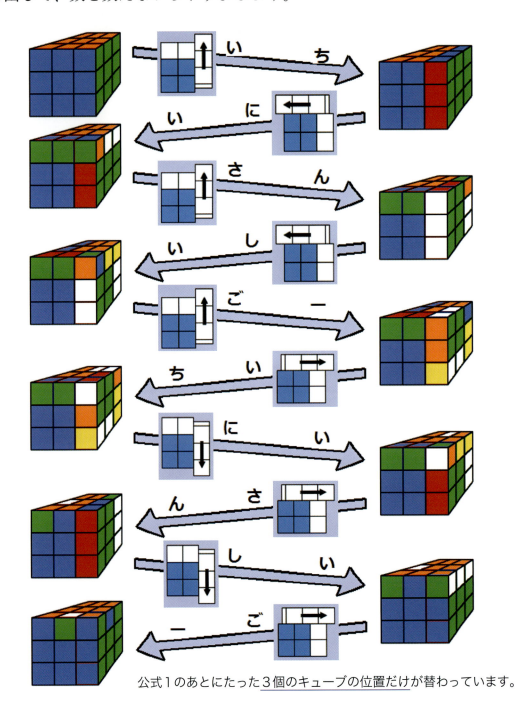

公式1のあとにたった3個のキューブの位置だけが替わっています。

もう1回、同じように動かします（2回目）。
3回動かすと、すばらしいことが起こりますよ。

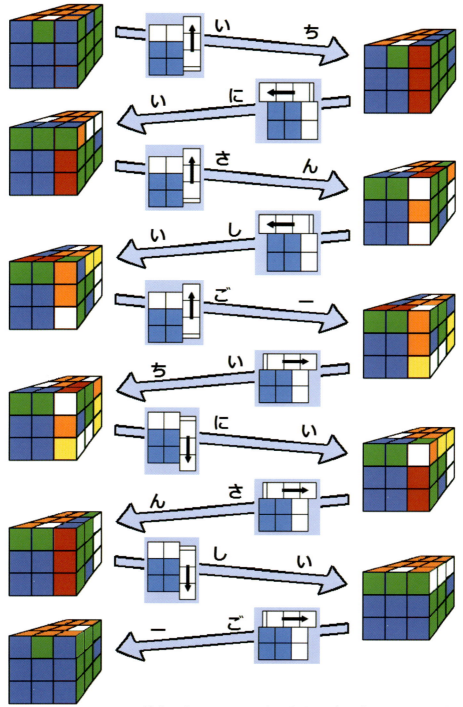

この続きでもう1回、公式1をすればすばらしいことが起きますから、3回目をやりましょう。

3回目です。キューブの状態は、下図と同じようになっていますか。もうグシャグシャで、どうしてよいかわからないという人は、このまま27ページに進みましょう。

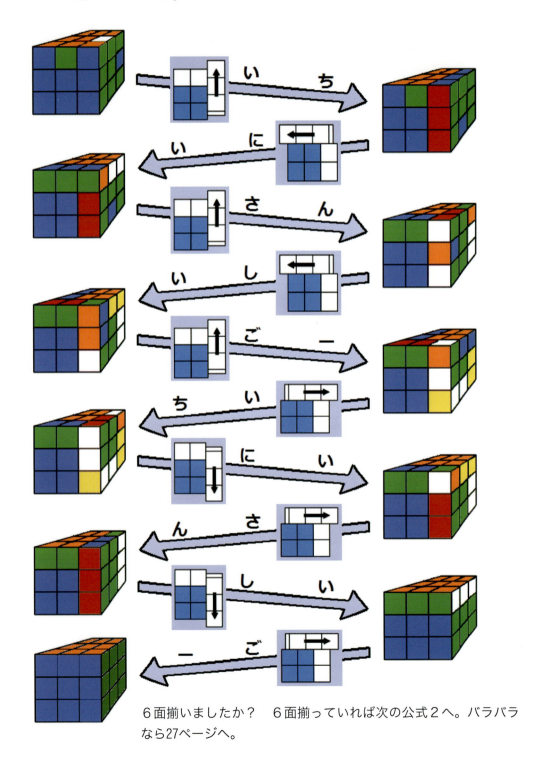

6面揃いましたか？ 6面揃っていれば次の公式2へ。バラバラなら27ページへ。

■ 公式1のまとめ

公式1を3回繰り返すと、始めと同じ状態（6面が揃っている状態）に戻りました。

図をまとめると、下図の動きを3回繰り返し行ったわけです。

公式1では、3つの辺にある3個の2面キューブが順送りとなります。

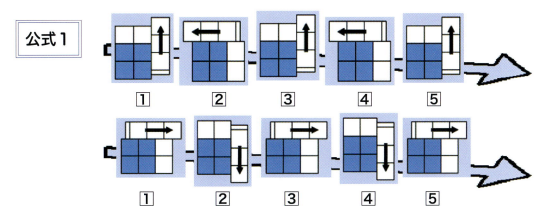

つまり、<u>公式1　縦から5行って、横から5戻る。</u>

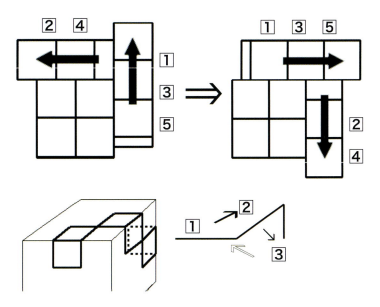

大切なことは、公式1の操作をしても、<u>3個のキューブ以外は動かない</u>ことです。もし他のキューブが揃っていたら、それを崩すことなく、動かして揃えていけるということです。

公式2を練習しよう

公式2　横から5行って、縦から5戻る　　（声を出しながら）

続いて公式2です。下図を見ながら、縦・横に動かしてみましょう。
今度は、横から動かします。声を出して、数を数えながらやりましょう。

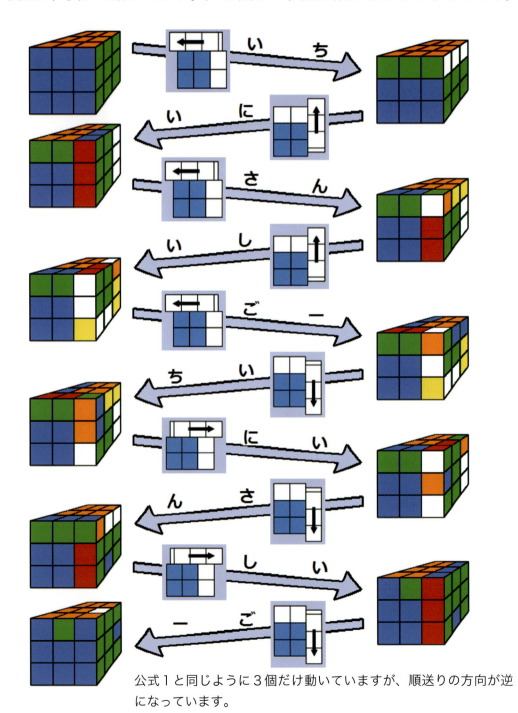

公式1と同じように3個だけ動いていますが、順送りの方向が逆になっています。

もう1回、同じように動かします（2回目）。

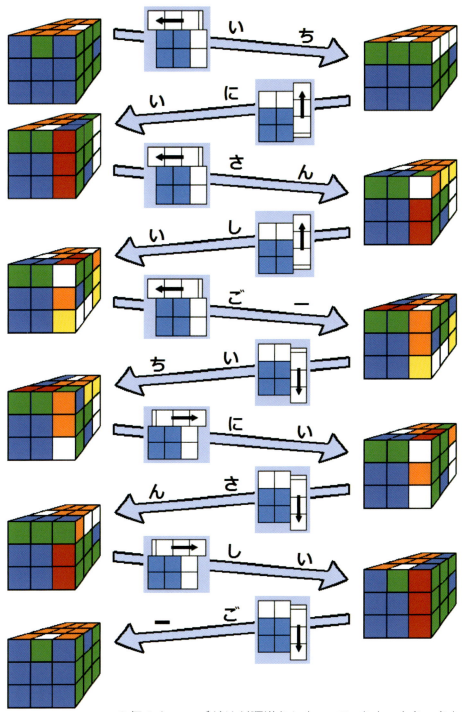

3個のキューブだけが順送りになっています。さあ、あと1回、公式2をすれば素晴らしいことが起きるのでしたね。

3回目です。キューブの状態は、下図と同じようになっていますか。もうグシャグシャで、どうしてよいかわからないという人は、このまま27ページに進みましょう。公式2も3回繰り返すと、始めと同じ状態（6面が揃っている状態）に戻ります。

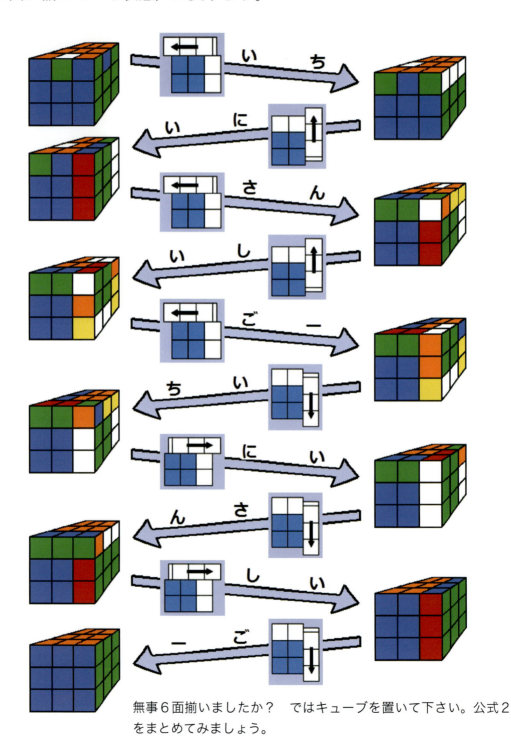

無事6面揃いましたか？　ではキューブを置いて下さい。公式2をまとめてみましょう。

■ 公式2のまとめ

図をまとめると、下図の動きを3回繰り返し行ったわけです。
公式2でも、3つの辺にある3個の2面キューブが順送りとなります。

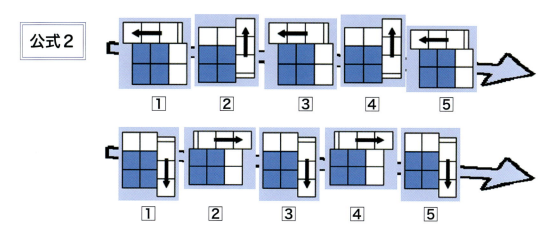

つまり、公式2　横から5行って、縦から5戻る。

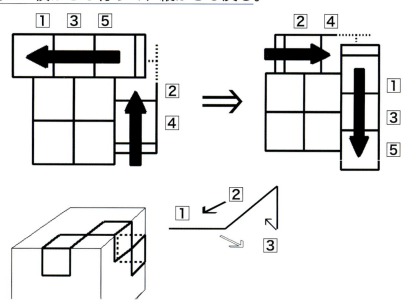

公式1とは、3個のキューブの動きが逆になります。実は公式1と公式2では手順がまったく逆ですから、公式1のあとに公式2を、または公式2のあとに公式1を行っても、フィルムの巻き戻しのように元に戻るだけです。
しかし公式1のあと、ひねりを加え公式2を行い、ひねりを戻したらどうなるでしょう。最終局面の話です。

「セットする」「セットを戻す」

突然ですが、こちらから質問します。
6面完成まであともう一歩という段階で、図のように辺にある3個のキューブを入れ替えしなければならなくなりました。どうしますか？

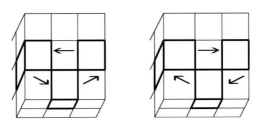

答えは簡単です。公式1や公式2を使えるようにすればよいだけなのです。

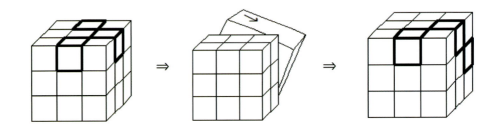

上図の一番左のキューブの向きに構えて裏をひねれば（⇐セットするという）公式1や2が使えるようになります。しかし大切なことがあります。それは、セットしたものは必ず戻さなければならないということです。

　　　セットする⇒公式を行う⇒セットを戻す。

セットが複雑になると、どうセットしたか分からなくなります。簡単なメモを描くようにすればよいでしょう。

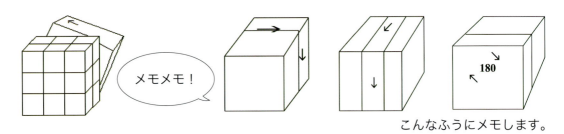

こんなふうにメモします。

2面キューブ2個の向きを変える(1)

まだ6面が揃っていたら、公式1、公式2の応用で2面キューブ2個だけ向きを変えましょう。

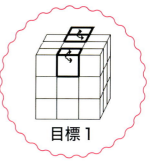
目標1

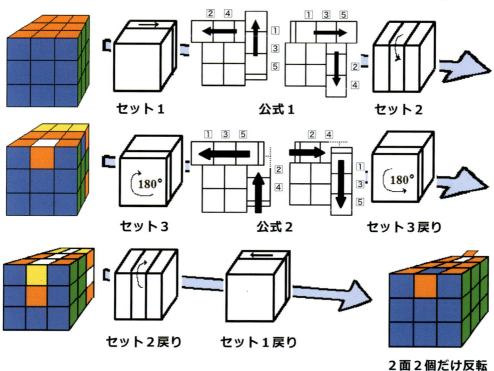

もう1回同じ操作をすると素晴らしいことが起きるのでしたね。さあやってみましょう。

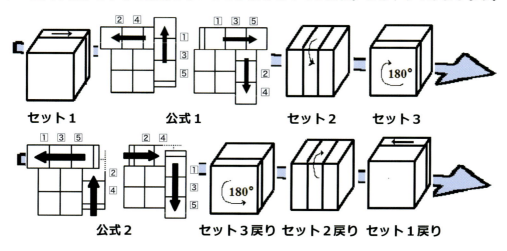

無事6面揃ったでしょうか。もうバラバラで、という人は27ページの2章へ進みましょう。6面揃っている人は、次の「2面キューブ2個の向きを変える(2)」へとすすんで下さい。

2面キューブ2個の向きを変える(2)

2面キューブ2個の向きを変えるには、もう1種類の方法があります。これは**公式2⇒公式1**の順で行うことになります。早速やってみましょう。

まずは公式が使えるようにセットするのでしたね。

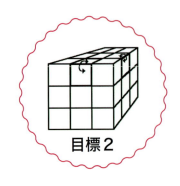
目標2

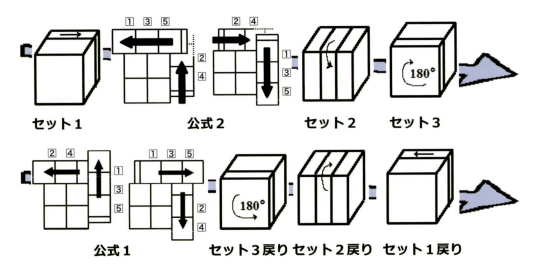

このように2個のキューブだけ向きを変えられましたか。もう1回同じことをすれば6面揃うのでしたね。早速やって6面を揃えて下さい。

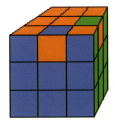

さて**セット1**は公式が使えるようにするためでしたが、では**セット2**や**セット3**は何をしているのでしょう。

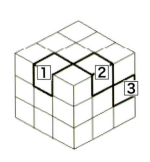

セット1の、1のキューブの位置には公式1では3が、公式2では2が来るのですが、**セット2＋3**で向きを変えています。次の公式2や公式1で逆向きに戻っていきます。

1のキューブは始めと同じ向きで戻ってきます

が、手前の面が180°ひっくり返ったり中心がずれていますから**セット3と2の戻り**が必要で、その時ひっくり返ります。

［セット2＋3で向きが変わる］

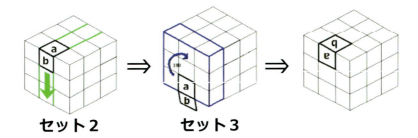

公式3、公式4の準備

公式3や4を呪文のように覚えやすくするために、各面の回し方に呼び名をつけていきます。左側面をあ行、上面をか行、右側面をさ行、左、上、右の順に、あ、か、さです。公式3はこの3面だけです。

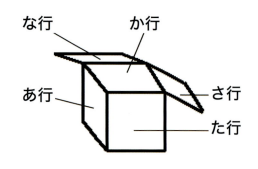

右手で指し示して絶対に覚えること。公式4は更に手前面をた行、裏面をな行とします。勘違いしやすく危険です。各面の右（時計）回りを、あ、か、さ、た、な。左回りを、い、き、し、ち、に、とします。

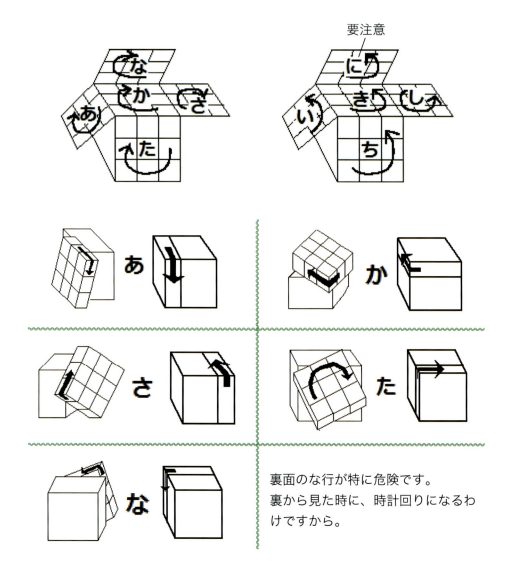

裏面のな行が特に危険です。
裏から見た時に、時計回りになるわけですから。

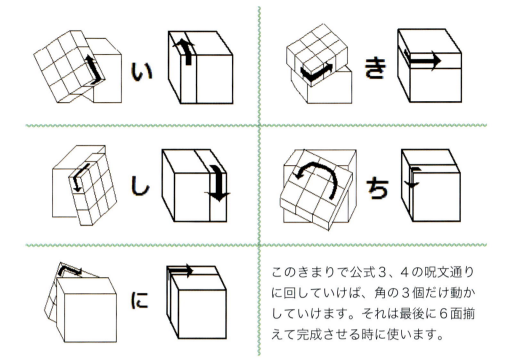

このきまりで公式3、4の呪文通りに回していけば、角の3個だけ動かしていけます。それは最後に6面揃えて完成させる時に使います。

　まだ6面が揃っていれば、公式3、4を覚えるまで唱えて、次のページの練習をして下さい。

　なお公式3のあとに公式4を行っても6面揃った状態に戻れません。必ず3回ずつ行って下さい。人間には手が滑ることや、気の迷いがありますから、多分グシャグシャになるでしょう。私も500回くらい失敗しました。皆さんも100回くらい失敗して、失敗しない人になってもらいたいです。グシャグシャな人は27ページへ。

1　6面が揃っている状態から、4つの公式を練習しよう

公式３を練習しよう

公式３　悪しき酒井、岸、笠

> 怖い呪文で申し訳ないです。また酒井さん、岸さん、笠さんにも申し訳ないです。はい、謝ったので、覚えましょう。左、上、右、手前、裏の順に、あ、か、さ……。

まだ６面が揃っていたら、公式３の練習を３回しましょう。

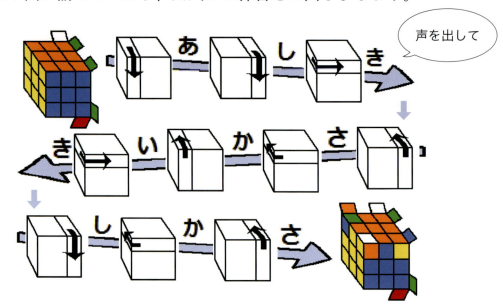

どうですか？　首尾良く上面の３個だけ移動しましたか？　公式３でこうなるのです。あと２回行って６面揃った状態に戻して下さい。

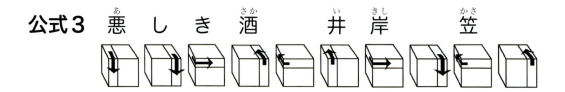

この際向きは考えません。揃っている他のキューブを壊さずに、揃っていない３個だけを動かせることが大事です。

公式１、２で辺の３個だけを動かせます。公式１と２の応用で、辺の２個だけの向きが変えられます。公式３、４で角の３個だけを動かせます。公式３と４の応用で角の２個だけの向きが変えられます。

６面を揃えるのに十分な技術の習得まで、あと一歩です。

公式4を練習しよう

公式4　血中に来たか、泣きに

まだ6面が揃っていたら、公式4の練習を3回しましょう。

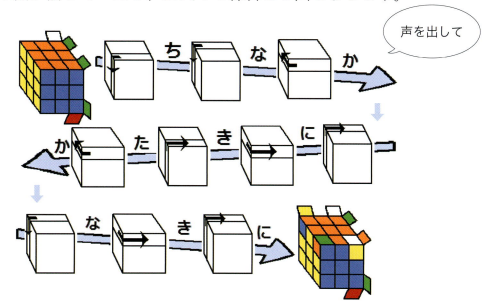

どうですか？　首尾良く上面の3個だけ移動しましたか？　公式4でこうなるのです。あと2回行って6面揃った状態に戻して下さい。

公式4　血　中　に　来　た　か、泣　き　に

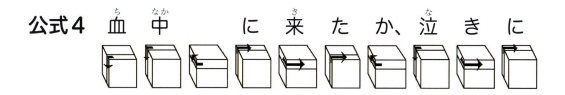

　公式3と公式4では3個のキューブの動きがまるで逆ですが、回す面が違うので公式3のあとに公式4を行っても元通りには戻りません。

　2個のキューブの向きが違ってしまうのですが、逆にそれを使って6面を揃える最後の仕上げを行えるのです。ただ公式4は非常に間違えやすいです。バラバラになったら人並みですから、笑って27ページへ。

3面キューブ2個の向きを変える（公式3＋公式4の連続）

　もし、まだ奇跡の奇跡で6面が揃っていたら、公式3＋4の練習をしましょう。朱色を上に、青を手前に始めて下さい。

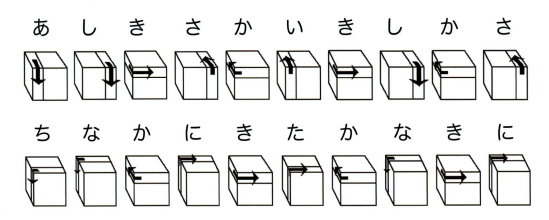

　さあ、どうなりましたか。左の角2個だけがその場で回転しているはずですが、どうですか。グシャグシャになれば27ページへ。

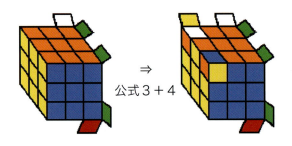

ただ左前と左後ろでは回転の角度が違うようです。時計回りで考えて下さい。

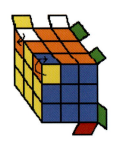

　<u>左前が時計回りに240度</u>、<u>左後ろが時計回りに120度回転</u>していますね。さて6面揃った状態にして下さいといっても公式3＋4を2回するのは、きついですね。
　そこで持ち替えて、黄色の中心を上に白の中心を手前にして下さい。すると、<u>左前が時計回りに240度回転</u>すればよいですね。<u>左後ろが時計回りに120度回転</u>すればよいですね。つまり<u>この向きにして公式3＋4を行えば6面が揃うことになります</u>。これが6面を揃える最終段階です。さあ難しい技術は全て覚えました。

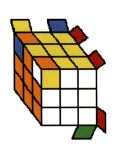

公式３＋公式４の応用・実践

(1) この向きに持ち替えて左前を時計回りに240度、左後ろを時計回りに120度回したい時は、公式３＋４。

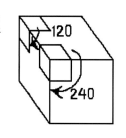

　　あしき、さかい、きし、かさ
　　ちなかに、きたか、なきに

　もう少しやっかいな場合もあります。

(2) ３角を120度ずつ回したい時は、この向きで公式３＋４を行います。

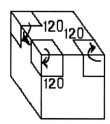

　すると左後ろは上手くいきますが、左前は120度行き過ぎます。それはつまりあと時計回りに240度回したい、ということになります。(1)になるようにぐるっと持ち替えます。

(3) ３角を240度ずつ回したい時は、右の向きにして公式３＋４を行います。

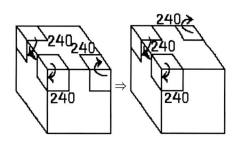

　すると左前は上手くいきますが、左後ろはあと120度回したい、となります。(1)になるようにぐるっと持ち替えます。

(4) (3)で向きを間違えた時はこうなりますが、裏面をひねれば(1)になります。

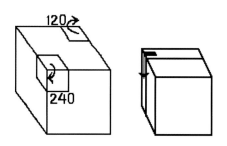

　これをセットするといって、セットしたら最後にセットを戻すことが必要でしたね。

１　６面が揃っている状態から、４つの公式を練習しよう

2 バラバラな状態から、揃えてみよう

1面1段を揃えてみよう

■ 初めの1個

1面1段を揃えていきます。朱色の中心を上にして下さい。

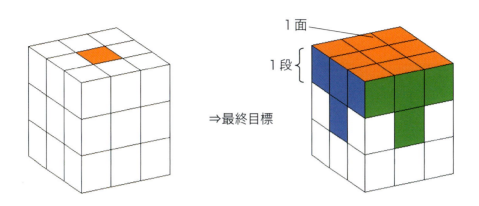

⇒最終目標

　朱色を集めればよいのではなく、側面も揃えていかなくては6面が揃いません。ほとんどの人は1面を揃えるのに汲々として、増えたと思えばまた減って、ついには投げ出してしまったのではないでしょうか。

　6面が揃うには、<u>正しく入る位置に正しく入る物を入れていく</u>必要があるのです。そして一旦正しく入ったならば、それを決して外さないことです。1個1個増やしていきましょう。必ず6面が揃います。<u>初めの1個</u>、初めの1個が特に重要です。なぜでしょう。

例1　この状態を朱色が0個といいます。でもすぐに増やせそうですね。手前の面を180度回してみましょうか。

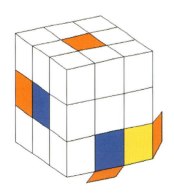

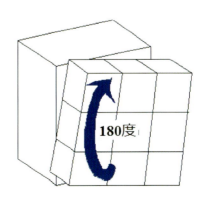

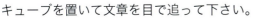

キューブを置いて文章を目で追って下さい。

これで1個揃ったと思っては、いけません。初めの1個を確定するには側面を揃える必要があります。2段目をひねります。

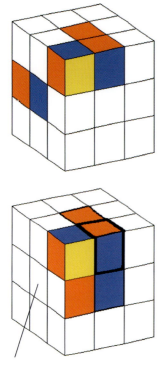

正規版のキューブなら「黄」です。

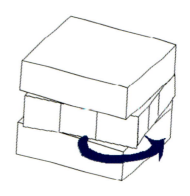

　これでようやく初めの1個が揃いました。6面を揃えていくには、側面の中心に揃えていく必要があるのです。そして初めの1個が確定した瞬間に、4つの側面の色が決まってしまいます。側面の中心の相互関係は変わらないからです。

　2個目に入る前に念のため初めの1個の補足をさせて下さい。

例2

　朱色が3個も揃っていて嬉しくなりますが、初めの1個を確定させると残りの2個は間違いとなります。かえって面倒となります。間違ったキューブは正しいキューブにはじき出されます。

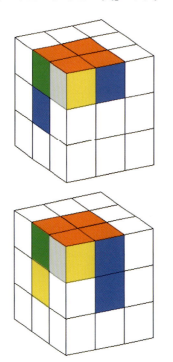

■ 2個目は裏面で

2個目からは2つの重荷を背負うことになります。

 1．せっかく揃った初めの1個を壊さないこと。
 2．4つの側面にそったキューブを入れていくこと。

　初めの1個の裏面では、上記の1を考えなくてよいので裏面を手前にします。初めの1個が青の側面なら裏面は白（注：正規版の配色）となります。底面を回して2を考えたセットを行います。

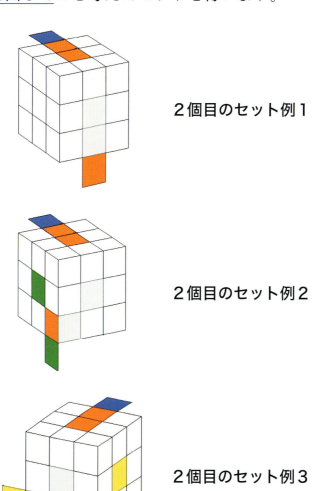

2個目のセット例1

2個目のセット例2

2個目のセット例3

■ 1面1段の実践例

　さあ6面がバラバラだから、1面1段を揃えましょう。これが1番楽しいし、公式なんか要らないし、認知に効きます。まずキューブを置いて、私の闘いから学んでください。朱色の中心を上にして、最終目標は1面1段。

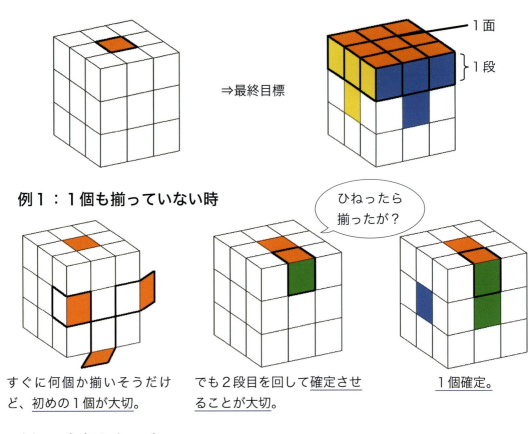

例1：1個も揃っていない時

ひねったら揃ったが？

すぐに何個か揃いそうだけど、初めの1個が大切。

でも2段目を回して確定させることが大切。

1個確定。

例2：何個かある時

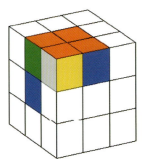

なんか嬉しくなるが2段目を回して確定させると、

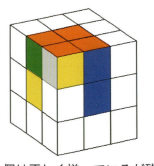

1個は正しく揃っているが残りの2個は間違っている。

間違っているキューブは、やがてくる正しいキューブにはじき出される。
1個だけ確定。

初めの1個が確定したら、4つの側面の色が決まってしまいます。2個目は裏面で、その色に合ったキューブをセットします。3段目（底）を回してセットします。

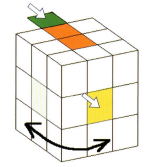

初めの1個の側面が緑なら正規のキューブでは、裏面は黄色。

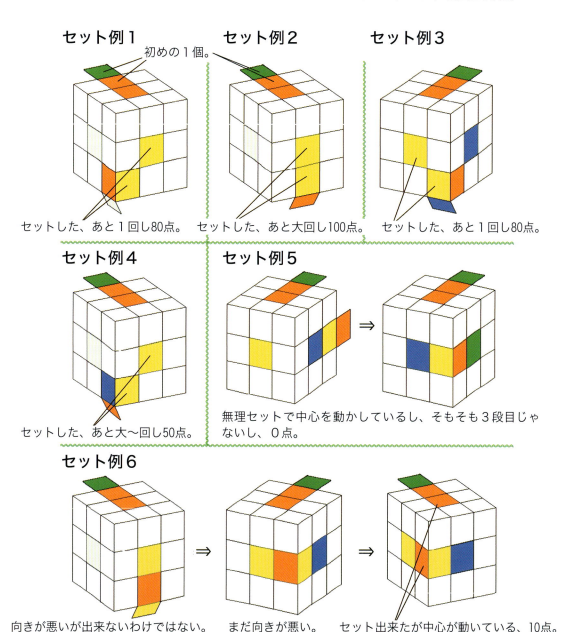

セット例1　セットした、あと1回し80点。

セット例2　セットした、あと大回し100点。

セット例3　セットした、あと1回し80点。

セット例4　セットした、あと大〜回し50点。

セット例5　無理セットで中心を動かしているし、そもそも3段目じゃないし、0点。

セット例6　向きが悪いが出来ないわけではない。　まだ向きが悪い。　セット出来たが中心が動いている、10点。

初めの１個目は、必ず側面の中心と揃えて"確定"させます。
２個目は裏面で、側面の中心色に合わせて"セット"します。

では３個目以降は？　せっかく揃ったキューブを壊してはなりません。くふうが大事。そのくふうが最大の醍醐味。認知症に効きます。

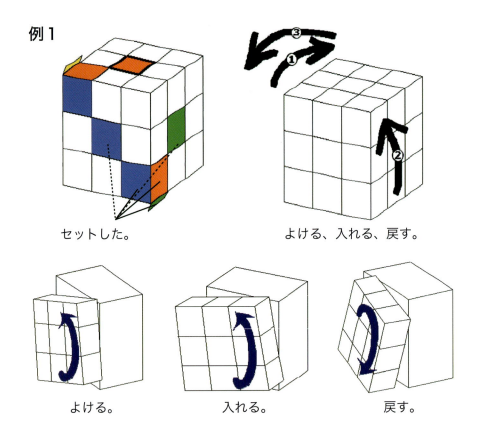

よけて、入れてから、戻せば、せっかく揃えたキューブを減らさず、さらに増やせます。

例2

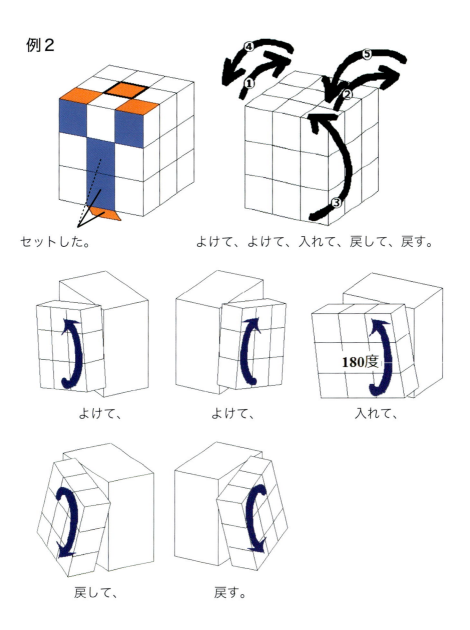

セットした。　　　　　よけて、よけて、入れて、戻して、戻す。

よけて、　　　　よけて、　　　　入れて、

戻して、　　　戻す。

　やればやるほど高速に回すことが出来るようになり、脳も高速回転しているのを実感出来て、嬉しくなっていくのがすばらしい。

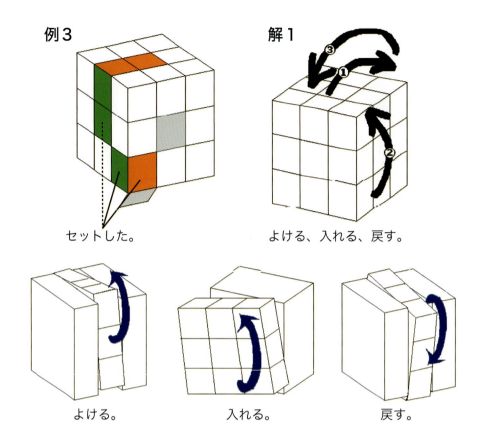

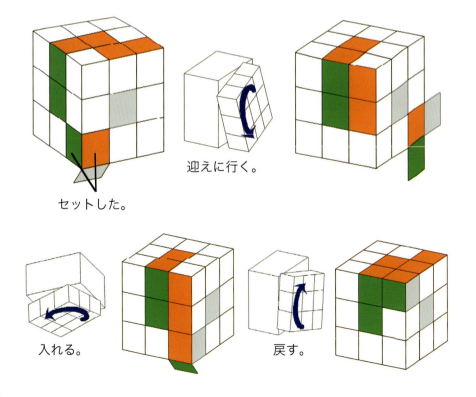

解3　解2は高度なテクなので、もっと直観的な解法を

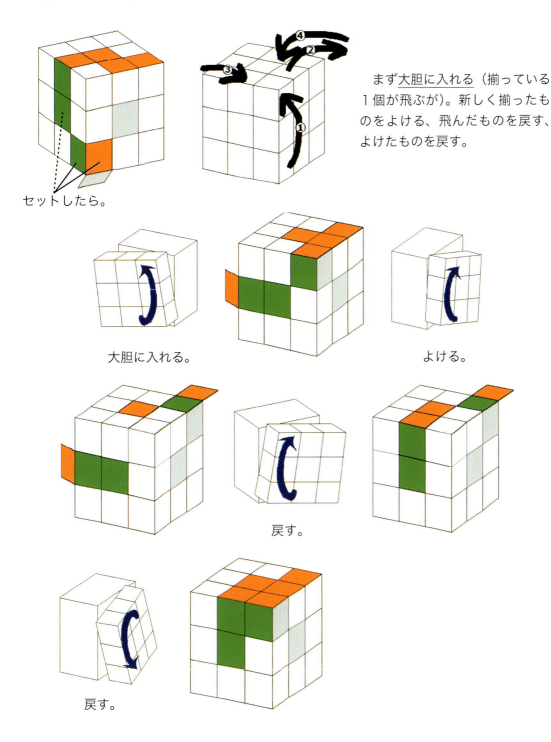

まず大胆に入れる（揃っている1個が飛ぶが）。新しく揃ったものをよける、飛んだものを戻す、よけたものを戻す。

セットしたら。

大胆に入れる。　　　　　　　　　よける。

戻す。

戻す。

え！　途中で何をやってるか分からなくなるって？　それが認知症。目的意識を持てば治ります。小さな目的意識の連続がこのキューブ。

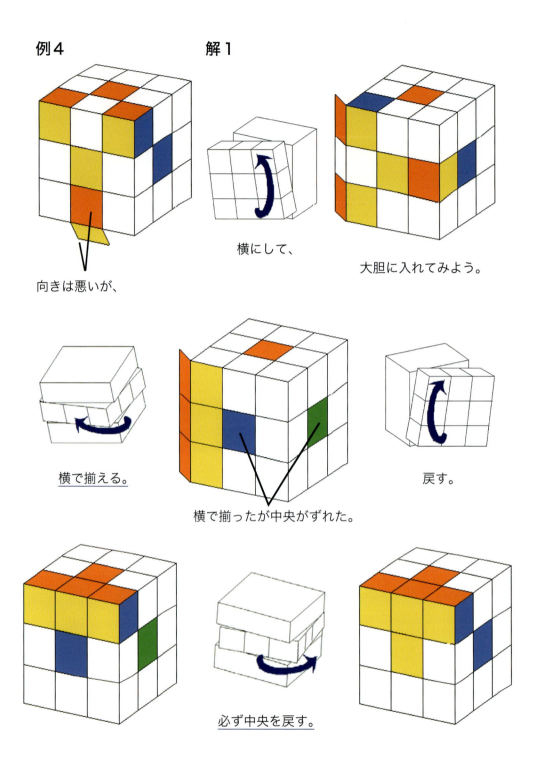

　横で揃えるという考え方は、迎えに行くと同じで高等な思考ですが、数百回ひたすら回していくうちに、自然と手が動くようになっていきます。認知症から遠ざかっていくのが実感されます。

解 2

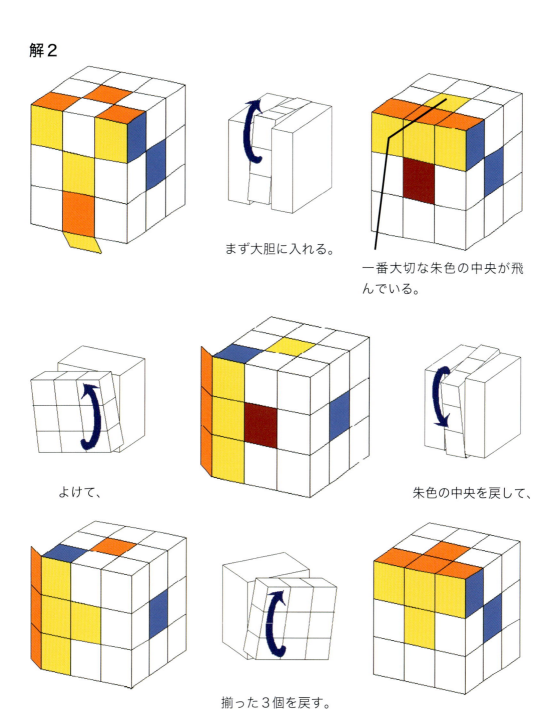

まず大胆に入れる。

一番大切な朱色の中央が飛んでいる。

よけて、

朱色の中央を戻して、

揃った 3 個を戻す。

どうですか。なんか簡単なことを言ってるな、当たり前のことじゃないかと思われるでしょう。それだけ脳が進化したというか、熟達しそうなのです。おもしろくなっていきます。もうだれにも認知症とか言わせません。

例5

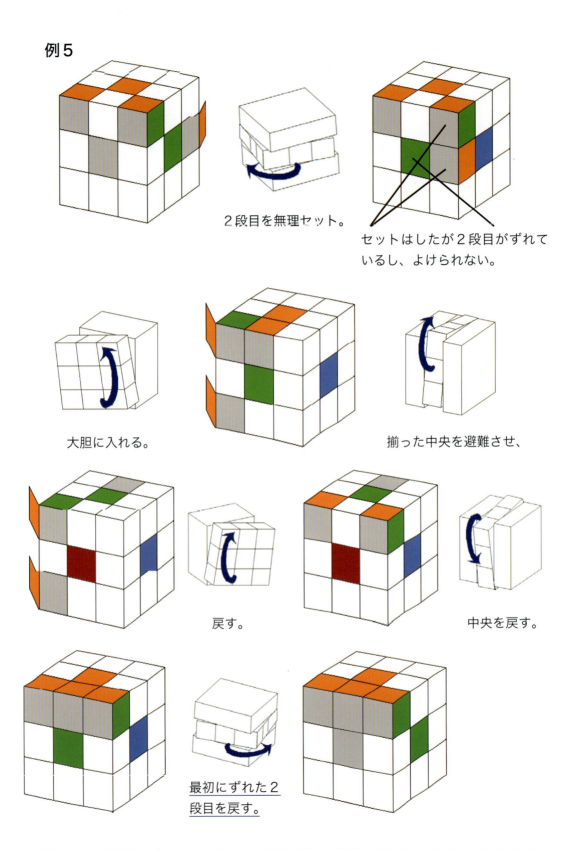

2段目を無理セット。

セットはしたが2段目がずれているし、よけられない。

大胆に入れる。

揃った中央を避難させ、

戻す。

中央を戻す。

最初にずれた2段目を戻す。

見てると簡単そうでしょう。実際簡単で高速で回せるようになります。

■ 難敵　底のオレンジは押し車で

　易しいキューブから入れていったら、最後に難しい底にある朱色が残ります。

　このキューブは向きが悪くてなかなかセット出来ないのです。それで向きを変える"押し車"を今から2回実行します。

　36ページの解2でやった迎えに行くと同じなのですが、まだ向きが悪くてすんなりと入りません。もう120度回す必要があるのです。

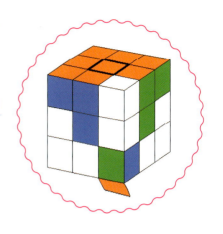

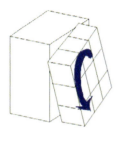

押し車1回目。

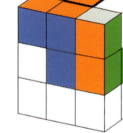

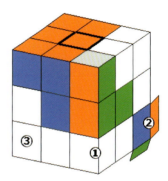

　押し車1回目で①が②に行って120度回りましたが、もう120度回すためには押し車を、巻き戻す必要があります。そのため②を大回しして③に待避させ、押し車を巻き戻します。

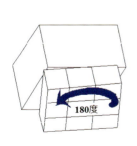

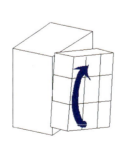

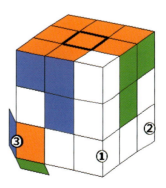

　そして③を①にセットして押し車。

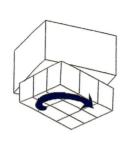 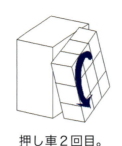 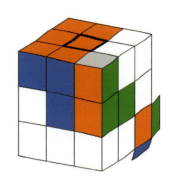

押し車2回目。

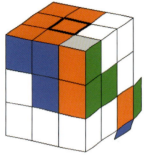 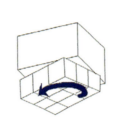 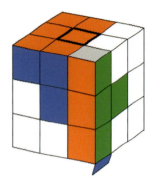

ではまとめてみましょう。

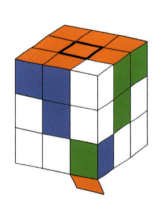 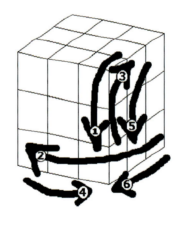

全7手で1面1段の最後の難敵をやっつけることが出来ました。
　1面1段の完成です。

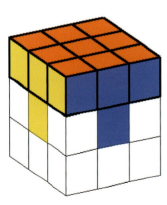

　実はこれほど楽しいことは、ありません。自分の賢さを実感出来るからです。恐らく夢中になって何十回と回されるでしょう。それでよいのです。認知症への恐怖なぞ飛んでしまいます。キューブも回しやすくなって高速で回せるようになるでしょう。

2段目を揃えよう

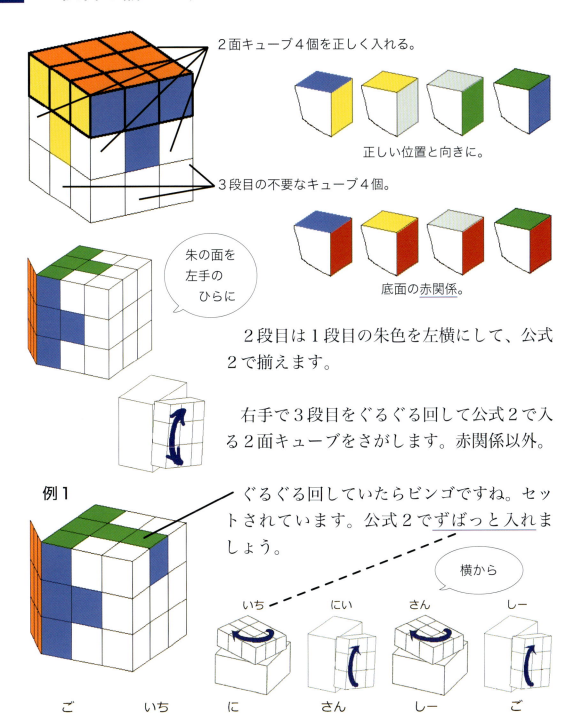

2面キューブ4個を正しく入れる。

正しい位置と向きに。

3段目の不要なキューブ4個。

底面の赤関係。

朱の面を左手のひらに

2段目は1段目の朱色を左横にして、公式2で揃えます。

右手で3段目をぐるぐる回して公式2で入る2面キューブをさがします。赤関係以外。

例1

ぐるぐる回していたらビンゴですね。セットされています。公式2でずばっと入れましょう。

横から

いち　にい　さん　しー

ご　いち　に　さん　しー　ご

5行って、　縦から、　　　　　　　　　　　5戻る。

最後の5は、次のぐるぐる回しと同じですから回さなくてけっこうです。このようなビンゴ（当たり）が1個か2個はあります。あとは逆向きや間違った所に入っていたりです。次で色々な場合を解説します。

例2　向きが悪い場合

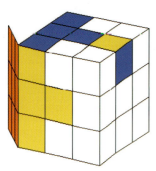
この場合、このまま公式2で入れると逆向きに入ります。

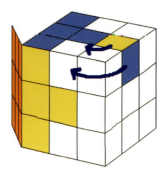
朱が左手のひらで青と黄の面を考えています。

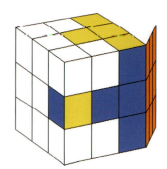
そこで朱の面を右手のひらに持ち替え、青と黄の面を向けます。

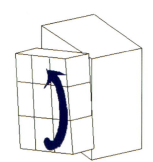
左手で3段目を回し、セットします。

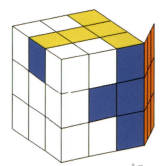
公式2の操作を鏡に映した操作で入れます。

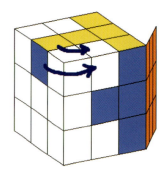
右手を動かさず左手で回します。

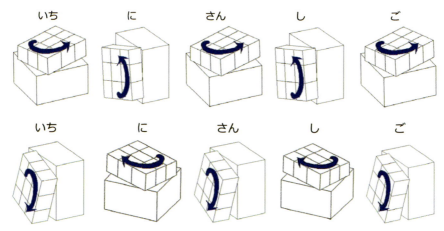

最後の"ご"は回さなくてもよい。

左手で回すのは慣れが必要かも。左手と右手、鏡に映した関係で鏡面対称といいます。

例3

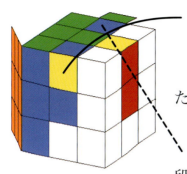

間違った2段目のキューブが入っています。
⇩
正しいキューブを公式2で入れれば3段目にたたき出せるでしょ。
⇩
その正しいキューブも間違って入っていて、3段目にありません。
⇩
何でもいい（赤関係）からとりあえず入れたら、3段目にいくでしょ。頭使ってよ。

ホントニ！

例4

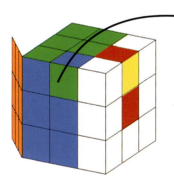

逆さ向きに入ってしまっています。何でもいいから赤関係を公式2で入れて3段目に叩き出し、向きを正しく入れ直します。但しこの時、必ず例2のように向きが悪くなり、朱の面を左手から右手に持ち替え、鏡面操作をすることになります。

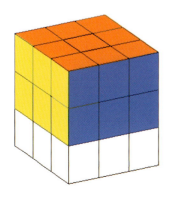

さて、以上でどのような場合でも2段目まで揃えることが可能となります。繰り返しやればやるほど面白くなっていきます。高速で回せるようにもなり、また状況に応じて様々な思いつきも湧いてきて賢くなっていく自分が実感されるようになります。

折角ここまで揃ったのですから、これを壊すことなく6面を揃えていきたいですね。ただ、これからは、公式の助けを借りねば揃えられません。でも十分予習されているので大丈夫です。

3段目を揃えよう

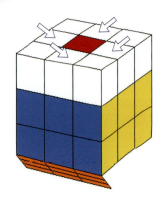

3段目（赤の面）を揃えるには、ひっくり返して考えます。矢印部分の2面キューブ4個の位置だけ考えます。

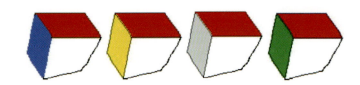

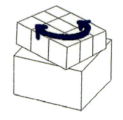

上の面をゆっくり回しながら、各側面との関係を考えていきます。

■ 3段目4辺の位置を正す

例1　理想の配置

位置が違っている3キューブ（向きは考えません）。

位置が正しい1キューブ（向きは考えません）。

正しいキューブを左手に置き裏面をひねります。公式準備。

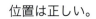
位置は正しい。

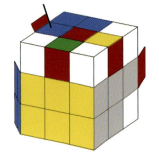

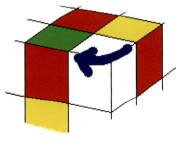

公式の1か2かを考えます。

この場合は公式2のようです。向きは考えません。

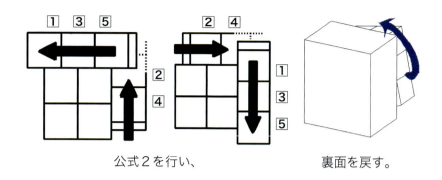

公式2を行い、　　　　　　　　裏面を戻す。

これで向きはともかく位置は揃いました。

例2　あれれの質問？

隣り合わせの2個のキューブの位置は正しいのですが、残りの2個のキューブの位置が入れ替わっています。——簡単な算数の問題ですね。

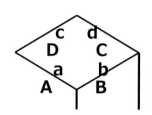

今、A、Bが○ですよね。そしてC、Dが入れ替わっています。あと90度回したら、A、Bは×になります。CかDのどちらかが○になり、残りは×になります。つまり○1個、×3個の理想型になります。

例3　その他の稀な配置

向かい合う2個が正しく、残りの2個が入れ替わっている時、<u>正しい1個を左手にして残りの3個に公式を使います</u>。次の操作をして下さい。

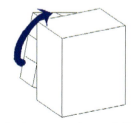 　　公式1か2を行う。　　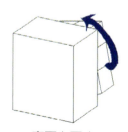
　　　　　　　　　　　（5行って5戻る）

裏面をひねる（公式準備）。　　　　　　　　　　裏面を戻す。

すると例2の状態になります。あと90度回すのですね。さてこれで裏面の4個の2面キューブの位置が正しく入りました。あとは17〜19

ページで向きを整え、20ページからの4個の角、3面キューブの位置を揃えて、向きを揃えると6面が完成します。でも初級者のために説明を続けます。

今の状態はこの3通りです（配色、色の配置はメーカーで違います）。

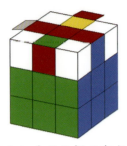
向かい合う2個の向きが違う。

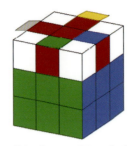
隣り合う2個の向きが違う。

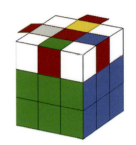
4個の2面キューブ全部の向きが違う。

■ 3段目4個の2面キューブの向きを揃える

例1　向かい合う2個が違う

公式1と公式2を使います。連続して行うと何も変化しませんが、公式1＋ひねる＋公式2＋戻すで向きが変えられます。

まずこの向きに、公式1のセット。

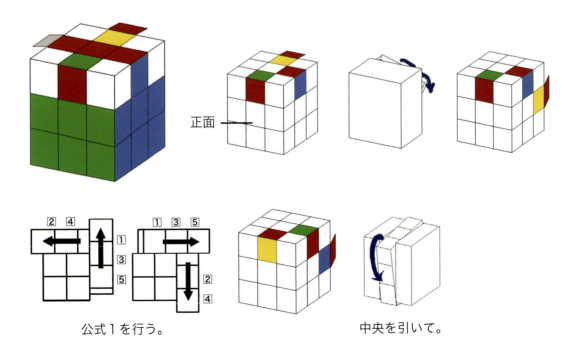

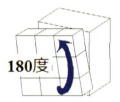
手前を180度。

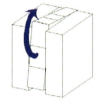
公式２を行う。

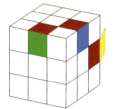

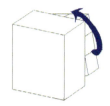

手前を180度。　　　中央を戻す。　　　始めのセットを戻す。

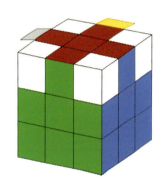

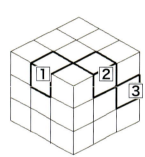

つまり、公式１で③が①の所に来ますが、中央を引いて手前の面を180度でひっくり返り、公式２で③の所に戻します。①は公式１で②の所に行って、公式２でひっくり返った場所に戻るのでひっくり戻します。

例２　隣り合う２個が違う

公式２と公式１を使います。連続して行うと何も変化しませんが、公式２＋ひねる＋公式１＋戻すで向きが変えられます。

まずこの向きに、公式２のセット。

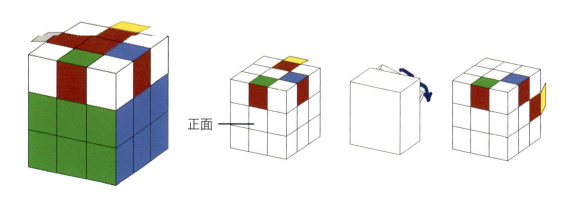

正面

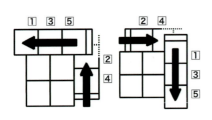 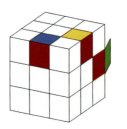 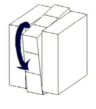

公式2を行う。　　　　　　　　　　　　中央を引いて。

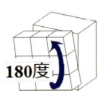 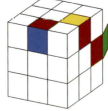 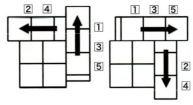 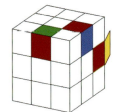

手前を180度。　　　　　　　　公式1を行う。

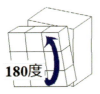 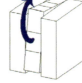 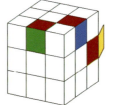 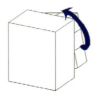

手前を180度。　中央を戻す。　　　　始めのセットを戻す。

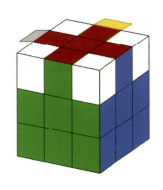 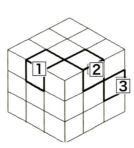

つまり、公式2で2が1の所に来ますが、中央を引いて手前の面を180度でひっくり返り、公式1で2の所に戻します。1は公式2で3の所に行って、公式1でひっくり返った場所に戻るのでひっくり戻します。

例3　4個の向きが違う

例1を2回、向きを変えて行うか、例2を2回、向きを変えて行えば出来るでしょう。

世の中、簡単な組み合わせと考えましょう。

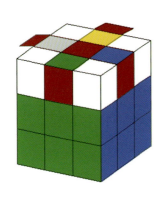

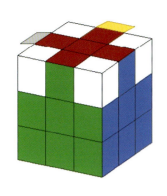

　さてこれで3段目の十字も揃ったので、最後4つかどを揃えましょう。
　かどは公式3と4を使います。まず復習してみましょう。

公式3では左側面と上面、右側面しか回しません。

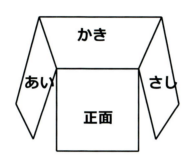

　それで左側面を"あ・い"の面、上面を"か・き"の面、右側面を"さ・し"の面とし、それぞれ時計回りを"あ"回転、"か"回転、"さ"回転、反時計回りを"い"回転、"き"回転、"し"回転としました。公式4ではさらに正面と裏面も回すので、正面の時計回りを"た"回転、反時計回りを"ち"回転、裏面の時計回りを"な"回転、反時計回りを"に"回転としました。

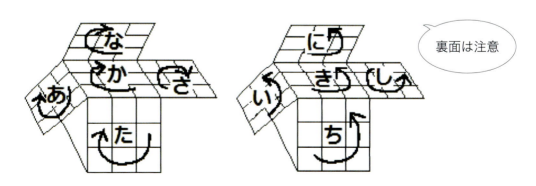

裏面は注意

これで公式3と4が呪文のように覚えやすくなったのです。

51

■ 公式3と公式4を使ってかどを動かす

公式3　悪しき酒井　岸　笠

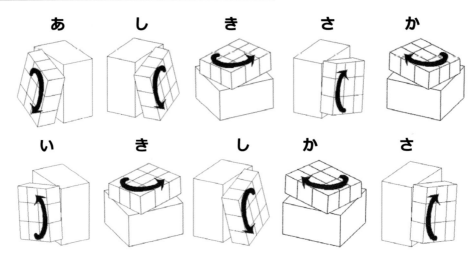

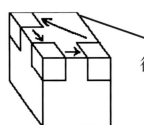

動かしたくないキューブを右奥に置いて公式3を行うと<u>左奥が左前</u>に来ます。左側だけを考えます。

公式4　血中に　来たか　泣きに

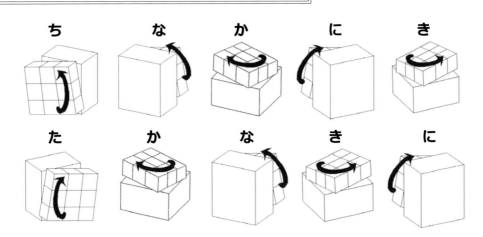

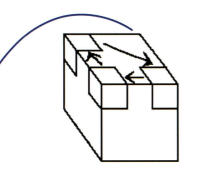 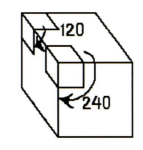

　動かしたくないキューブを右奥に置いて公式4を行うと左前が左奥にいきます。左側をどう動かすかで公式3か公式4かを選択します。
　公式3と4を連続で行うと左前を240度、左奥を120度回すことが出来て組み合わせで6面が完成。

■ 4かどのあるべき位置を考える

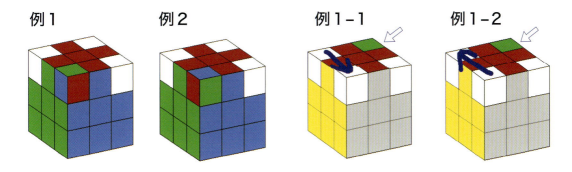

　例1と例2は1個の位置が正しい例です。時計回りに120度、240度回っていますが、今はそれは考えません。残り1個でも、正しい位置でないなら、正しい1個を右奥に置き（白矢印部分）、左の2個の動かすべき向きを考えます。

　例1-1なら公式3を行います。
　例1-2なら公式4を行います。
　3キューブが動くのですが、どちらかは左の2個で決めます。

例3　　　例4

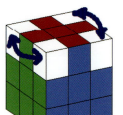 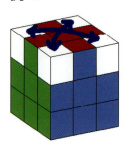

　例3と例4は4個のキューブの位置が入れ替わっている例です。どちらにしても公式3を行えば1個だけ正しい位置になるから、例1と同じく判断すればよいでしょう。さて、これで4つの3面キューブの位置が正しく揃いましたので、いよいよ6面の完成へ、3面キューブの向きを正しくします。

　まず、かどの回転の確認事項を記します。回転は時計回りに考えます。

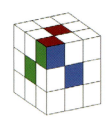 時計回りに
120度回転
⇒
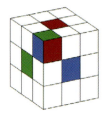
120度回っている
＝あと240度回したい
もう120度
時計回りに回転
⇒
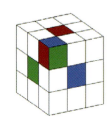
240度回っている
＝あと120度回したい

　数学は重なり合って難しく見えることが多い。

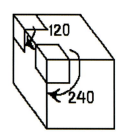

公式3＋4で左前が240度、
左後ろが120度回転するが、
重なると紛らわしい。

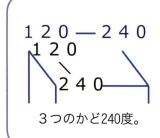

3つのかど240度。

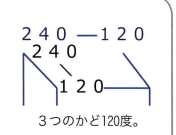

3つのかど120度。

■ かどの向きを正して６面完成

例１

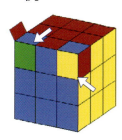

左かどが240度
＝あと120度

右かどが120度
＝あと240度

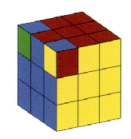

あと240度を左前に。
あと120度を左後ろに。

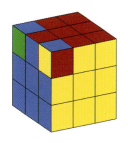

公式３＋公式４で６面完成。

あしき　さかい　きし　かさ
ちなかに　きたか　なきに

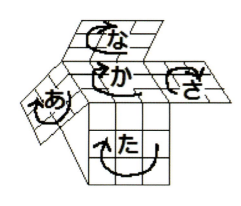
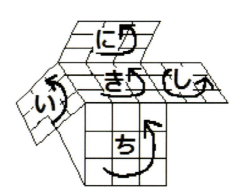

例２

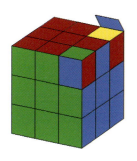
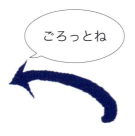
ごろっとね

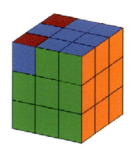

セット完了
難しく考えない、持ち替えも当然ある。

例3

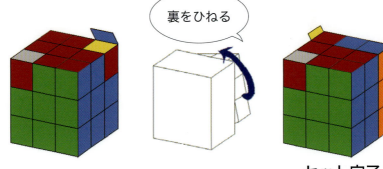

セット完了
もう裏をひねったりしてセットするのを忘れていますか。最後にひねり戻す。

例4

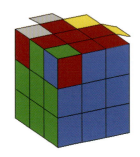

3つのかどが120度回っている。この向きで公式3＋4で2つに減らせる。240度と120度だから<u>大きく持ち替えて例1になる</u>。

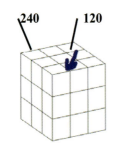

ごろりと持ち替える。

例5

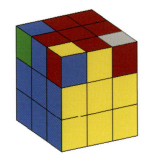

3つのかどが240度回っている。この向きで公式3＋4で2つに減らせる。240度と120度だから<u>大きく持ち替えて例1になる</u>。

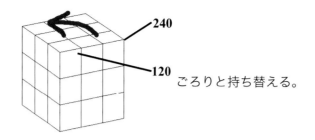
ごろりと持ち替える。

さてくどくどと説明してきましたが、無事６面完成されたでしょうか。回しているうちに賢くなっていく自分に驚かれることと思います。

知恵を出せば道は拓ける。

人生のあらゆる場面の教訓にしたいですね。

3　まとめ

■ まず一番好きな色を決める

その色を上にして1面1段を揃えていく。

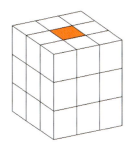

正規版では赤と紛れやすい朱色がお薦め。

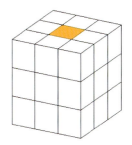

メーカーごとに配色や配列が違うので注意が必要。色ではなく色相の配列で考えるとよい。

■ 初めの1個を確定させる。絶対減らさないと心に誓う

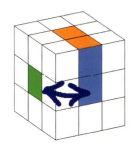

それで4つの側面の色が決まってしまいます。その側面に合わせて次のキューブをセットします。
揃ったキューブを絶対に減らさないのですから避けなければなりません。避けたものは、あとから戻さなければなりません。

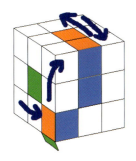

セット、避ける、入れる、戻す。

側面の中心が動くようなセットでは最後にセットの逆で中心を戻します。

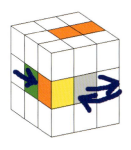

セット、入れるOK、セットの逆で戻す。

このように丁寧に1個ずつ増やしていきますが、最後に底面に揃える色がくる難関になることが多い⇒押し車の2回で（押し車風に）縦に押して横に戻すと向きが変わります。2回目の準備で一旦左下に置き、押し車を戻し、再びその下にセットし、押し車を押し、横に戻すとピッタリ収まります。

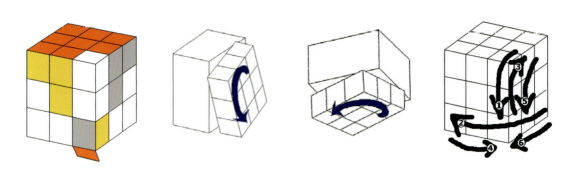

　さてこれで1面1段が揃いますが、おもしろいのはここまで。ここまでを何十回、何百回とやってください。どんどん賢くなっていく自分に驚くし、高速で回せるようになります。この先は公式をきちんと実行し完成。

■ 2段目からは、公式に導かれ、6面完成

　［一連の動き］
　揃った1面を左手の平にし、3段目を回してセット。公式2で入れる。

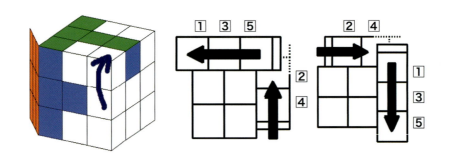

　ずばっと入れる感じで横から5行って、縦から5戻します。

向きが逆の時は、揃った面を右手の平にし、セット。公式２の鏡面対称操作で入れる。

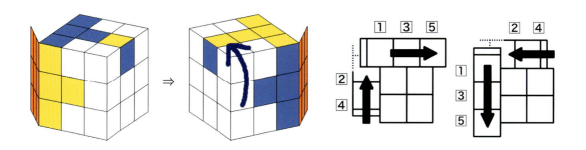

既に逆向きに入っているなら、公式２で叩き出して３段目を回すと上の鏡面操作で入る。

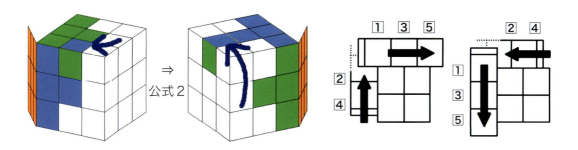

さてこれで２段目まで揃ったので、ひっくり返して３段目の十字を揃えていくわけですが、まず位置だけを考え揃えていきます。

よく回して１個だけ正しく入っているなら、それを左手に（矢印参照）。

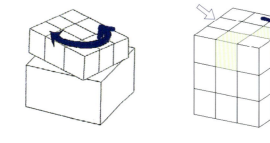 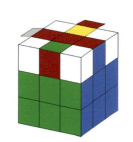

２個の向きが揃った例。

裏をひねって公式１か２で移動させ、ひねり戻して位置完了。

どう回しても、2個違う、4個違うという時は、上記の操作を1度行うと1個だけ正しい位置に収まる状態が作れます。それで上記の操作で2個は位置も向きも正しいが、残りの2個は向きが違う状態になります。

　以下の方法で、2種類の状態を正せればよいです。4個とも向きが違えば2度手間となります。

　手前と奥の2個の向きを変えたい時、公式1⇒公式2。まず裏をセット。公式1を行います。

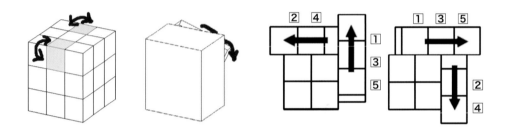

　手前のキューブの向きを変えます。中の列を引いて、手前の面を180度。公式2を行います。

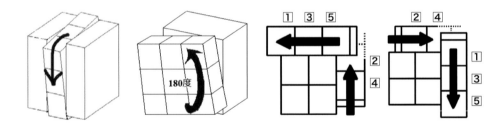

　手前のキューブの向きを戻します。手前の面を180度、中の列を戻します。セットを戻します。

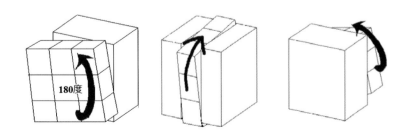

手前と右の2個の向きを変えたい時、公式2⇒公式1。まず裏をセット。公式2を行います。

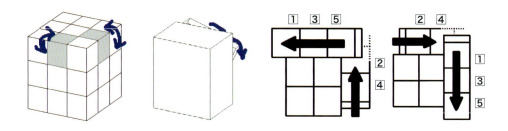

手前のキューブの向きを変えます。中の列を引いて、手前の面を180度。公式1を行います。

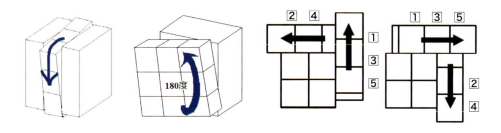

手前のキューブの向きを変えます。手前の面を180度、中の列を戻します。セットを戻します。

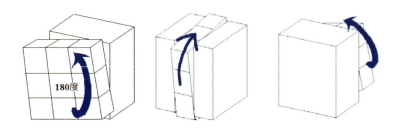

あとは、4つの角だけです。

公式3や公式4で、3つの角の位置が変えられるから4つの角の位置を揃えられる。悪くても2回で。

公式3　あしき、さかい、きし、かさ

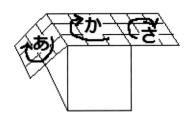 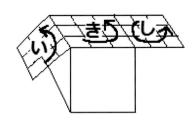 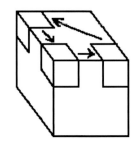

公式4　ちなかに、きたか、なきに

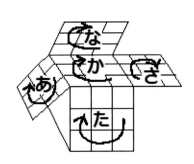 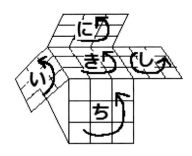 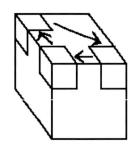

公式3＋公式4で、左手前を240度、左奥を120度回転出来るから、4つの角の向きを揃えられる。

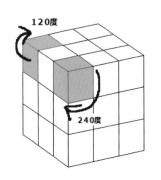

　この向きで、公式3と公式4の連続で、1回で6面揃うか、向きを変えて2回行えば6面が完成出来ます。

4 付録　認知症予防の算数

■ 足し算の準備

問1　自然数1から9までを足しなさい
解1　ペアを見つける
　　　$1+2+3+4+5+6+7+8+9$
　　$= 10 \times 4 + 5$
　　$=$

解2　面積図を描く

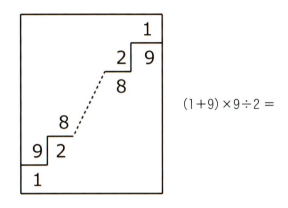

$(1+9) \times 9 \div 2 =$

解3　常識

　小学校でもソロバン塾でも1〜10まで足せば55と習った。だから55−10 = 45だろ。
　はあー？　じゃー、

問2　自然数 1から99までを足しなさい
解1
　　$1+\cdots\cdots+49+50+51+\cdots\cdots+99$
　　$= 100 \times 49 + 50$
　　$=$

解2　面積図を描く
　　$(1+99) \times 99 \div 2 =$

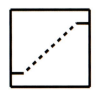

認知症予防の足し算

次の足し算を1の位から一つずつ暗算で丁寧に行って下さい。

```
    9 8 7 6 5 4 3 2 1
    1 9 8 7 6 5 4 3 2
    2 1 9 8 7 6 5 4 3
    3 2 1 9 8 7 6 5 4
    4 3 2 1 9 8 7 6 5
    5 4 3 2 1 9 8 7 6
    6 5 4 3 2 1 9 8 7
    7 6 5 4 3 2 1 9 8
+   8 7 6 5 4 3 2 1 9
―――――――――――――――――――
```

1+2＝3

3+3＝6

6+4＝10

1繰り上がり0+5＝5

5+6＝11

2繰り上がり1+7＝8

この計算が、何故認知症予防に効果的なのか？
　間違えたらすぐ気づくからです。全ての位は1から9の和になっているので4繰り上がって5です。答えの1の位は5です。その上の位は4繰り上がりがありますから9です。9がずーっと続き一番上の位は4です。

間違うのは、人の常。間違いに気づかないのが認知症。

　そろそろ眠る時間なのに、眠れそうもない時に、この計算を睨んで丁寧に足していって下さい。5桁もやれば眠くなります。眠くなったら眠ることが大切です。

■ 掛け算の準備

2桁×2桁の計算で、10の位が同じで、1の位の和が10になる計算を考えます。例えば25×25。

```
    2 5
   |×|
 ×  2 5
```
100以上は、20×20+20 | (5×5)
100以下は、5×5
　　　　　百の位
つまり2×2+2 | 5×5　　625
2×(2+1)

```
    35
 ×  35
```
3×3+3 | 5×5　　1225
3×(3+1)

```
    45
 ×  45
```
4×4+4 | 5×5　　2025
4×(4+1)

```
    52
 ×  58
```
5×5+5 | 2×8　　3016
5×(5+1)

（これもあり）
```
    66
 ×  37
```
60×30+6×10×(7+3)
6×7
6×3+6 | 6×7　　2442

```
    47
 ×  67
```
40×60+7×10×(4+6)
7×7
4×6+7 | 7×7　　3149

```
    37
 ×  88
```
30×80+8×10×(3+7)
7×8
3×8+8 | 7×8　　3256

（残念だが）
```
    37
 ×  89⁸
```
30×80+8×10×(3+7)　　←9を8と思い、
7×8
3×8+8 | 7×8　　3256+37　←最後に37の1個を足
　　　　　　　　　3293　　　す。
```
```

認知症予防の掛け算 1

　眠れぬ夜、布団の中で以下の計算を思い描いて計算しましょう。1の位から丁寧に掛けて足していって下さい。<u>間違えたらすぐ気づくよう</u>になるでしょう。

　<u>別なやり方</u>を知ってるから。答えも覚えてしまっているし。

$$15 \times 15 \qquad\qquad 25 \times 25$$

$$35 \times 35 \qquad\qquad 45 \times 45$$

$$55 \times 55 \qquad\qquad 65 \times 65$$

$$75 \times 75 \qquad\qquad 85 \times 85$$

$$95 \times 95 \qquad\qquad 105 \times 105$$

認知症予防の掛け算2

暇な昼下がり、一人机に向かい、紙とペンで以下の筆算をしましょう。

■ 8抜きかけ算

```
              ↙8抜き
   1 2 3 4 5 6 7 9
 ×               9
 ─────────────────
```

⇐綺麗な答えになりましたか？
　なったら次へ。

```
        ↙8抜き                    ↙8抜き
   1 2 3 4 5 6 7 9          1 2 3 4 5 6 7 9
 ×             1 8        ×             2 7
 ─────────────────        ─────────────────


 ─────────────────        ─────────────────


   1 2 3 4 5 6 7 9          1 2 3 4 5 6 7 9
 ×             3 6        ×             4 5
 ─────────────────        ─────────────────


 ─────────────────        ─────────────────


   1 2 3 4 5 6 7 9          1 2 3 4 5 6 7 9
 ×             5 4        ×             6 3
 ─────────────────        ─────────────────


 ─────────────────        ─────────────────


   1 2 3 4 5 6 7 9          1 2 3 4 5 6 7 9
 ×             7 2        ×             8 1
 ─────────────────        ─────────────────


 ─────────────────        ─────────────────
```

小学生最大の疑問 1

■ 分数の割り算は、何故逆数を掛ければよいのだろう

孫や曾孫の疑問を解いてあげましょう。子供によっては3つの説明が必要。

1. 割り算には<u>うれしい計算</u>というのがあるのだけれど、たとえば、

   987……大きな数……543÷□＝

大きな数、<u>割るいくら</u>なら、うれしいか？
[え！　0？　残念、0の割り算は禁止なんだ。]⇒[参照]
1だね。<u>割る1なら嬉しい</u>よね。

2. 割り算の<u>割る数</u>と<u>割られる数</u>、<u>両方に同じ数を掛けても、割っても答えは変わらない</u>んだ。たとえば、

   $6 \div 10 = (6 \times 3) \div (10 \times 3) = 18 \div 30$
   $ = (18 \div 6) \div (30 \div 6) = 3 \div 5$

割り算と同じことを分数で書けば、もっと分かりやすいかな。

$$\frac{6}{10} = \frac{6 \times 3}{10 \times 3} = \frac{18}{30} = \frac{18 \div 6}{30 \div 6} = \frac{3}{5}$$

3. 分数には逆数といって、掛けると1になる数がある。

   ÷1ならうれしい。
   同じ数を掛けてもよい。
   掛けると1になる逆数がある。

   では、$\dfrac{15}{16} \div \dfrac{5}{8} = \left(\dfrac{15}{16} \times \Box\right) \div \left(\dfrac{5}{8} \times \Box\right)$

   □に何を入れますか。

［参照］
　6÷3＝2、なら2×3＝6のはず。割り算は逆算が出来なければならない。では5÷0＝は、いくらか。0？
　0×0＝0で5にならない、5？　5×0＝0で5に戻らない。÷0は計算不能で計算禁止です。
　例外として、0÷0は許されている。答えは1でも2でも5でも何でもよい。5×0＝0、答えは不定と言う。

認知症予防の指先数数え

　年をとると残りの人生の何割かを病院の待合室で過ごすことになります。もう芸能にも政治にも興味が無く、テレビや週刊誌が役に立ちません。そんな折のつれづれに、この指先数数えをお勧めします。両手の平を眼前に広げて下さい。右手の親指から1、人差し指2、中指4、と2進数の位取りの役割を振っていきます。そして指を折り曲げながら数えていきます。

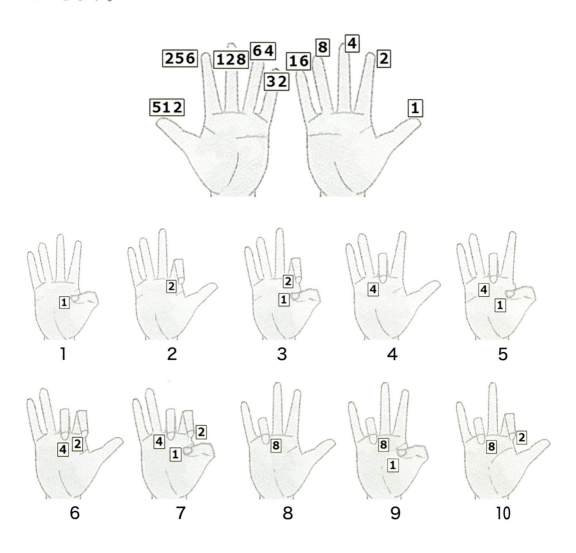

　右手の親指は1回1回曲げ伸ばしをしなければならないので大変ですが。さて、幾らまで数えられるでしょうか。それは10本全部の次11本目の指512×2を考え、その1つ前512×2−1＝1023まで。

小学生最大の疑問2

■ 角錐の体積はなぜ角柱の体積の3分の1なのか

同じ底辺の長さ、同じ高さの長方形と三角形の面積の比は2：1。

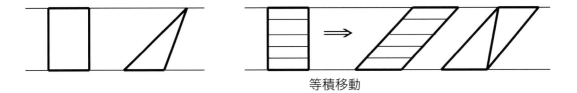

等積移動

では同じ底面積、同じ高さの円柱と円錐の体積の比は、

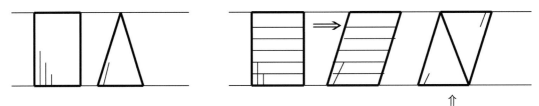

⇑
真ん中あたりを持つと何かおかしいと気づくんだが。

実は角柱は3個の（変形）角錐に切ることが出来ます。

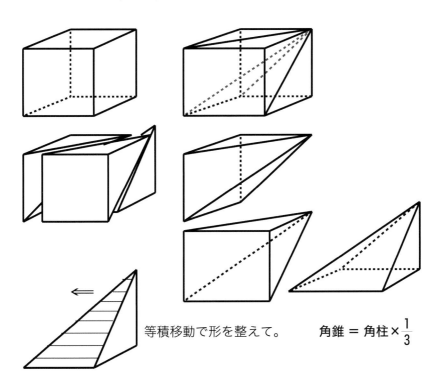

等積移動で形を整えて。　　角錐 ＝ 角柱 × $\frac{1}{3}$

円周率暗記は役に立つか

　日本人は数字に強いとか計算が速いとか言われていますが、それは都市伝説です。年を取れば分かります。引き算が出来なくなります。それは認知症ではなくて、単なる脳の老化です。しかし医療スタッフは平行動作をしながら99から7を引いていくようにとか容赦ありません。欧米の青年も買い物のおつりの計算で引き算を避けます。医療スタッフも年を取れば分かるのですが困ったことです。さて都市伝説が生まれた主な理由が、円周率暗記です。ほとんどの日本人が知っているのが、

産医師　　異国に　　向こう、産後　　役　　無く、
314　　　1592　　　65　　　35　　89　　79

産児　　宮城に。虫　　散々　　闇に鳴く
32　　　38462　　64　　　33　　　83279

私はこちらの方が好きですが、

身1つ、世1つ、生くに　　無意味。曰く、
31　　　41　　　592　　　653　　　589

泣く身　　文や　　読む
793　　　238　　　46

　私の身は1つだけ、この世も1つだけ、振られた今は生きていても無意味。だが偉い人がおっしゃるには、身を震わせ泣いて、貰ったラブレターを読めと。
　1音で1数字を連想出来るから、いとも簡単に30桁も暗記出来るのですが、それは日本語とヘブライ語だけの特異性です。友寄翁はこの方法の限界や、必要な桁の数字がすぐには出てこない至らなさから、10

桁ずつ区切り、番地を付け、番地ごと覚えることで4万桁を達成されました。その後、原口翁は別の方法で10万桁を達成されました。実は私も友寄翁に倣いチャレンジしたのですが、十数時間の発声には耐えきれない体力ではと6000桁で断念しました。しかし御利益はありました。数字の語呂合わせが簡単に作れるようになったので日本史と世界史の年号暗記のソフトをアップ出来ましたし、キューブの回転を語呂合わせで覚えるという発想にいたりました。諸氏の能力開発の一助になればとの思いで、この拙著を世に問う暴挙に出た次第でございます。

5　脳活ゲーム

エーゲの海賊、連鎖のバトル

> 3000以上の小島が連なるエーゲ海の［黒と赤の領海］と呼ばれる海域では、黒の海賊と赤の海賊が激しく縄張り争いを演じていた。味方の小島と小島を鎖で繋ぎ相手の航行を妨げながら、先に対岸の自分の陣を繋いだ方が勝ちである。

　黒と赤のボールペンを用意し、次の見開きをカラーコピーして下さい。ジャンケンで先攻、後攻を決め、交互に縦か横1区分自分の小島と小島を結んでいきます。相手の線を横切ることは出来ません。早く自分の陣地と陣地を繋いだ方が勝ち。線は飛び飛びに引いてよいです。

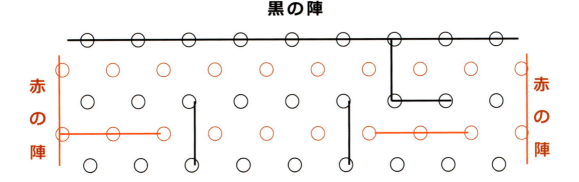

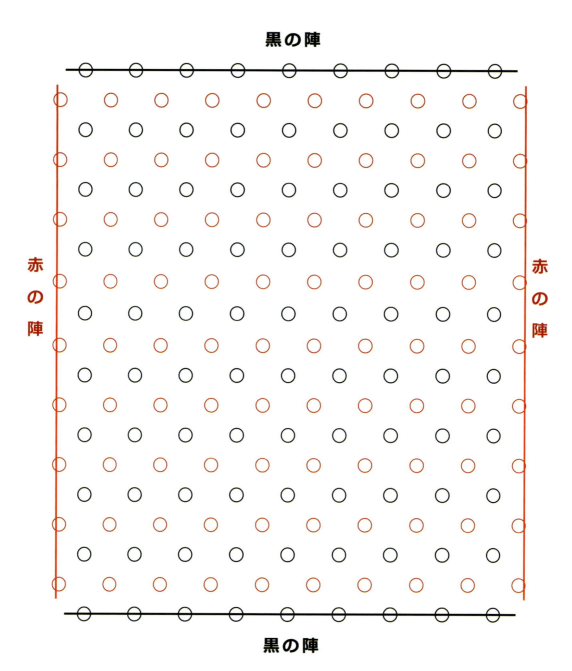

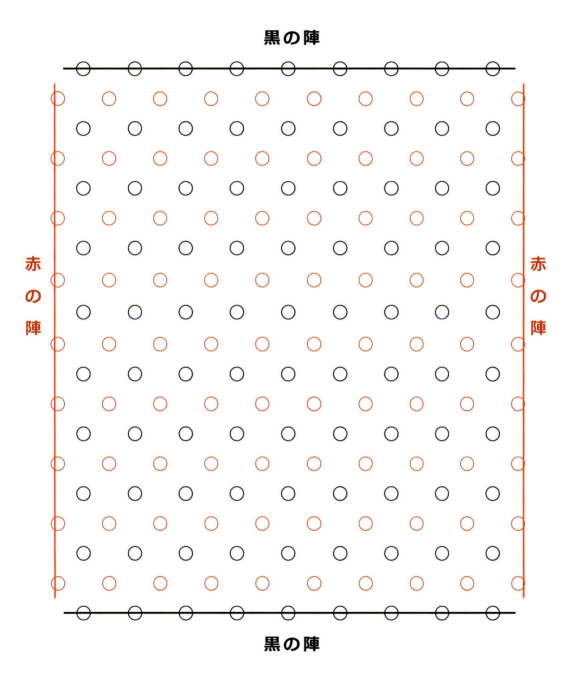

田原　滋（たはら　しげる）
横浜国立大学電子情報系学科卒。
多くの進学塾、予備校等で算数・数学のカリスマ講師として受験指導にあたった。

私はこれで認知症から逃れました
認知症と闘うルービックさん
2015年12月7日　初版発行

著　者　田原　　滋
発行者　中田　典昭
発行所　東京図書出版
発売元　株式会社 リフレ出版
　　　　〒113-0021　東京都文京区本駒込 3-10-4
　　　　電話 (03)3823-9171　FAX 0120-41-8080
印　刷　株式会社 ブレイン

© Shigeru Tahara
ISBN978-4-86223-897-9 C2076
Printed in Japan 2015
落丁・乱丁はお取替えいたします。

ご意見、ご感想をお寄せ下さい。

[宛先]　〒113-0021　東京都文京区本駒込 3-10-4
　　　　東京図書出版